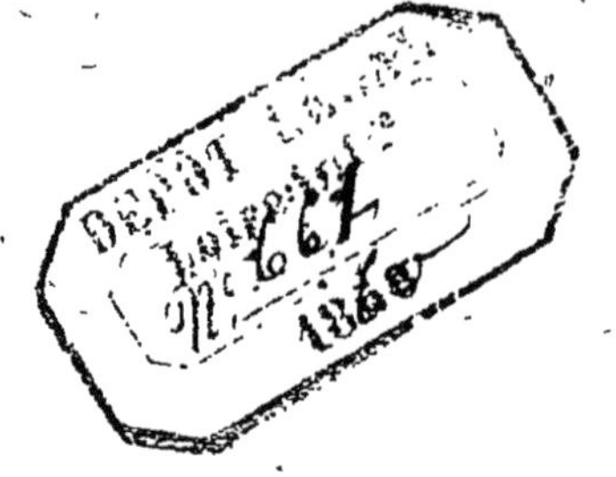

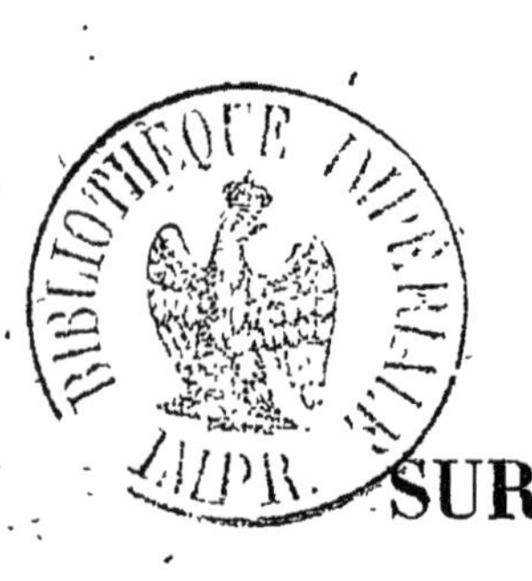

ÉTUDES

SUR LA PYOGÉNIE.

1860

ÉTUDES

SUR

LA PYOGÉNIE

PAR M. TH. LAENNEC.

> Les Théories émises relativement à la formation du pus, témoignent plus du besoin qu'à l'esprit humain de tout expliquer, que de la sévérité de jugement de ceux qui les ont imaginées.
>
> *Compendium de Chir.* T. 1, p. 175.

MESSIEURS,

Plusieurs occasions qui m'ont été données de voir le globule purulent se former, pour ainsi dire sur place, m'ont décidé à vous faire part de mes recherches, et pour en rendre la description moins aride, j'ai cru devoir vous présenter un résumé succinct des principales opinions qui ont eu cours sur la genèse du pus, depuis la découverte des globules caractéristiques du pus jusqu'à nos jours.

Mes études n'auront point été stériles si je puis apporter quelque lumière dans cette question encore si obscure, et je m'estimerai trop heureux si elles ont le bonheur de mériter votre approbation.

La découverte des globules du pus est généralement attribuée à Sénac (*Traité des maladies du cœur*. Paris, 1849), qui les disait à tort semblables à ceux du sang, tout en leur reconnaissant un volume plus considérable.

Cependant Mandl, dans son *Anatomie microscopique*, dit que, dès 1718, Gorn (*De pituitâ.* Thèse inaug. Lips.) les avait aperçus dans le mucus. Il est à craindre que Gorn ait confondu les globules du mucus avec ceux du pus.

Boërhawe (*Aphorismes.* §§ 206, 787, 832), et plusieurs de ses disciples; Van Swiëten (*Comment. in Aph. Boërh.* § 158), attribuaient la formation du pus à la dissolution des solides et aux changements qui surviennent dans le sang extravasé.

Pringle (*Mal. des armées,* trad. franç., p. 349, 2e édit.), Gaber (*Mélanges de philosophie et de mathématiques*, Société royale de Turin. 1760-1761, t. XI, p. 80), et B. Bell, faisaient provenir la suppuration de la putréfaction du sérum.

Nicolas Romagne, professeur à Philadelphie, dans une discussion, soutenue à l'Université d'Edimbourg, en 1780, développa la même opinion.

Gorter et même Dehaën soutinrent que la genèse du pus est due à des modifications de la lymphe coagulable.

Hoffmann et Grashuis (Thèse couronnée par l'Acad. royale de Chirurgie. Paris. 1746), regardaient le pus comme une fonte de la graisse. Stewart, comme du chyle putréfié.

Quesnay, dans son remarquable *Traité de l'inflammation,* publié à Paris en 1770, ne s'explique pas sur la formation des globules du pus. Il divise la suppuration en suppuration purulente et en suppuration putride, et croit que le pus se forme dans les artères, d'où il transsude dans les tissus à l'instar du suc nourricier.

L'immortel Bichat, dans un *Précis d'anatomie pathologique,* publié en 1825, par F.-G. Boisseau, et tiré d'un manuscrit autographe du professeur P.-A. Béclard, regarde la suppuration comme un des modes de terminaison de l'inflamation. Pour lui, la formation du pus s'opère de manières tout-à-fait différentes, suivant qu'elle a lieu dans tel ou tel système. Ainsi dans le système muqueux, elle n'est autre chose qu'une sécrétion augmentée des glandes subjacentes à la membrane. Dans le système séreux, au contraire, elle n'est qu'une exhalation extraordinaire, et quelquefois mêlée de flocons, sans que l'on n'aperçoive jamais aucune érosion à la surface, etc.

Une autre opinion consiste à regarder le pus comme le produit d'une sécrétion morbide, comparable aux sécrétions normales, dont le sang fournit les matériaux, et qui a pour agents les organes soumis à l'inflammation.

Cette théorie a été pour la première fois établie par Simpson (1722); elle a été développée par Morgan (*De puopoiësi*. Edimbourg. 1763), puis par Verschuir, et surtout par son élève et son compatriote Burgmans, qui a fait un travail considérable sur ce sujet. (*Dissertatio de puogeiniâ*. Groningue. 1785).

Hunter, en développant cette doctrine avec le talent qui distingue tous ses travaux, se l'est appropriée au point qu'il en a été regardé comme le créateur.

Voici ce qu'il dit à la page 469, t. I de ses œuvres complètes, traduites par Richelot. Paris, 1839 :

« Le pus est produit par un changement, une décom-
» position ou une séparation que le sang subit en tra-
» versant les vaisseaux. Pour l'accomplissement de ce
» phénomène, il faut qu'un appareil nouveau et tout
» particulier de vaisseaux soit formé, ou bien qu'une
» nouvelle disposition ou un nouveau mode d'action
» s'accomplisse dans ceux qui existent déjà.

» Je donnerai la qualification de glandulaire à
» ce nouvel appareil vasculaire ou à cette nouvelle
» disposition des vaisseaux, et je considérerai le pus
» comme une sécrétion. »

Cette doctrine, si magistralement formulée par Hunter, se trouve reproduite dans tous les ouvrages de ce temps, et est même encore enseignée dans certaines écoles.

Thomson, professeur de chirurgie à l'Université d'Edimbourg, a fait un volumineux *Traité médico-chirurgical de l'inflammation*, dont la troisième édition remonte à 1813, et qui a été traduit par L. Jourdan. (Paris. 1827.)

Dans le chapitre si intéressant qu'il consacre à la suppuration, il la compare à une sécrétion glandulaire, et croit que le pus se forme de toutes pièces dans les vaisseaux.

D'après Home, la formation des globules du pus a lieu après l'exsudation, et dans l'inflammation une surface vasculaire se forme antérieurement au pus, dans le tissu cellulaire et probablement aussi dans le tissu cutané.

Thomson et lui n'admettent pas la nécessité de cette membrane pyogiénique dans la suppuration des muqueuses.

Chaussier et Dupuytren, professèrent pendant longtemps l'opinion de John Hunter. Plus tard, le célèbre chirurgien de l'Hôtel-Dieu regarda la formation du pus, comme le résultat du ramollissement, du détritus des tissus altérés, se mêlant au sang qui les pénètre, pour constituer une matière pulpeuse qui se convertit graduellement en pus.

Dans un savant mémoire, publié dans les *Arch. gén. de Méd.*, t. xx, p. 157. Juin 1829, mémoire qui a pour titre : *Aperçu sur les découvertes faites en anatomie pathologique, durant les 30 années qui viennent de s'écouler, et de leur influence sur les progrès de la connaissance et du traitement des maladies*, Dezeimeris dit que de toutes les opinions qui ont régné sur la pyogénie, deux seulement subsistent encore. L'une fondée sur l'anatomie pathologique, l'autre sur des vues théoriques.

D'après la première, qu'il adopte, le pus se forme à la surface ou dans l'épaisseur des parties enflammées, par une action des vaisseaux semblable à celle qui a lieu dans les sécrétions. D'après la seconde, il se forme par un changement qui a lieu dans les fluides extravasés hors des vaisseaux de la partie enflammée, changement qui ressemble à celui qui se manifeste dans la fermentation ou dans la putréfaction.

Kaltembrunner (*Dict.* en 30 vol., t. xxx, page 464), décrit avec plus de minutie que de clarté le mécanisme de la formation des globules purulents aux dépens de la lymphe plastique, qui provient elle-même de l'extravasation des éléments du sang, et l'oscillation de ces globules dans des petits canaux qu'ils tendent à se creuser.

M. Gendrin (*Hist. anat. des inflam.*, t. II, p. 472-482), affirme qu'il a vu les globules du sang modifiés et dépouillés de l'enveloppe qui renferme la matière colorante, devenir globules de pus !

Ces résultats, *si admirables par leur précision*, ont été infirmés par les recherches plus récentes de Robert-Latour. (Journal l'*Expérience*, t. v, p. 102.)

Meckel (*Manuel d'anat. générale, descriptive et pathologique*), traduit de l'allemand, par L. Jourdan et G. Breschet (*Paris*, 1825), enseigne que la suppuration est une formation nouvelle qui succède à l'inflammation. La partie enflammée se transforme, en grande partie, en un organe sécrétoire, analogue aux membranes muqueuses, dont le produit est un fluide particulier appelé pus. Cependant il ne croit pas que la formation préliminaire de cet organe soit indispensable pour qu'il se produise du pus : aussi ne l'observe-t-on pas dans les membranes muqueuses. Quoique l'inflammation précède ordinairement la suppuration, du pus peut néanmoins se produire sans inflammation préalable.

Pour Bürdach (*Traité de physiologie considérée comme science d'observation*, traduit de l'allemand, par L. Jourdan, Paris, 1837, t. VIII, p. 222 et suiv.), la formation du pus affecte différents modes, suivant qu'elle survient sans solution de continuité et sur des surfaces malades (*écoulement purulent*), ou avec solution de continuité, et alors, soit dans des espaces clos (*abcès*), soit sur des surfaces anormales (*ulcères*).

L'écoulement purulent consiste en un suintement de pus qui s'échappe, comme une sorte de rosée, de membranes sécrétoires enflammées, mais d'ailleurs intactes, et qui est accompagné d'une plus ou moins grande quantité de a sécrétion normale de ces organes.

La peau ne devient le siége d'un écoulement purulent que quand elle a perdu son épiderme, c'est-à-dire sa couche cornée : *alors elle ressemble à une muqueuse.*

Les céreuses secrètent comme les muqueuses.

Les globules purulents ne se développent qu'après la sortie du sérum.

Vous connaissez tous, Messieurs, le savant article *pus*, du *Dictionnaire* en 30 volumes, dans lequel Bérard aîné a résumé avec tant de talent les diverses théories de la pyogénie.

Dans cet article si remarquable, après avoir discuté et établi les propositions suivantes, Bérard essaie d'expliquer la formation du pus, et sa théorie me paraît aussi spéculative què la plupart de celles qu'il réfute avec tant d'habileté.

1° *Le travail organique qui fait le pus est toujours et partout le même, soit qu'il ait lieu aux surfaces libres ou dans la profondeur des tissus.*

2° *Le pus n'est pas formé aux dépens des solides de la partie enflammée.*

3° *Le pus n'est point formé par la transformation du sang épanché ou infiltré dans la partie enflammée.*

4° *La rupture des petits vaisseaux de la partie enflammée n'est point nécessaire pour que la suppuration se forme.*

5° *Le pus n'est point le résultat d'une fonte ou d'une transformation de la graisse du tissu cellulaire de la partie enflammée.*

6° *Le pus ne résulte pas d'une métamorphose des globules du sang en globules purulents.*

Le pus se forme aux dépens du sérum du sang extravasé hors des vaisseaux ; les globules sanguins ne forment pas les globules du pus, parce qu'ils ne peuvent pas sortir à travers les parois des vaisseaux ; à plus forte raison les globules purulents, *qui sont plus volumineux*, ne se forment-ils pas dans les vaisseaux d'où ils ne pourraient sortir.

Les globules purulents se ne forment pas par l'agglomération et la réunion des granules microscopiques que l'on trouve dans le pus ; ces granules ne sont, d'après Mandl, que de l'albumine concrétée.

Les globules se forment aux dépens de la fibrine.

Bérard reconnaît aux vaisseaux, *et cela sans pouvoir l'expliquer*, une propriété, une perméabilité nouvelle en vertu de laquelle leurs parois deviennent pénétrables, non-seulement à l'eau du sang, aux sels et à l'albumine en dissolution dans cette eau, mais encore à la fibrine, qui, suivant les circonstances, se convertit en globules de pus ou en exsudation membraniforme.

C'est donc avec raison que l'on a comparé la partie enflammée à une glande, et la suppuration à une sécrétion.

Suivant Fœrster (*Mém. d'anat. path.*, traduit de l'allemand par Kaula. Strasbourg, 1853), le pus est un néoplasme organisé, composé d'une substance intercellulaire fluide et de cellules transitoires, pouvant avoir pour blastême, tout exsudat fibrineux, tout extravasat et tout coagulum sanguin.

La métamorphose graisseuse détermine la résorption du pus.

On trouve dans le pus des granules élémentaires ; souvent ils sont en quantité prédominante.

Il partage l'opinion de Reinhard, qui a observé le passage de quelques-uns d'entre eux à l'état de noyaux, autour desquels alors se développerait la membrane d'enveloppe.

M. Lebert, à la p. 60 du t. I de son *Manuel d'anatomie pathologique*, Paris, 1845, professe que le pus se forme par exsudation de la partie liquide du sang altéré par la stase capillaire phlegmasique. D'après lui, cet exsudat est mélangé probablement de quelques-uns des éléments plus solides du sang, à en juger par la proportion de substance fibrino-albumineuse plus forte dans le pus que dans le sérum du sang.

Depuis, M. Lebert semble avoir modifié cette opinion quelque peu inintelligible. Dans son grand *Traité d'ana-*

tomie pathologique générale et spéciale, t. I, p. 44, il prétend avoir assité à la formation des globules de pus. Il a vu les granulations moléculaires se grouper, et former ce qu'il appelle les globulins, qui ne sont que des noyaux mesurant 1/400e mm; les globulins se groupent à leur tour deux à deux, trois à trois, et s'entourent d'une membrane qui constitue l'enveloppe du globule purulent qui mesure de 1/120e à 11/80e mm de diamètre.

Dans l'*Encyclopédie anatomique*, t. IX, p. 129 et suiv., traduction de L. Jourdan, Paris, 1847, J. Vogel déclare que la formation du pus se divise en deux périodes, totalement différentes l'une de l'autre. La première embrasse la séparation d'un liquide, d'un *cytoblastème*, d'où le pus procède; l'autre, la formation des corpuscules du pus dans ce cytoblastème et à ses dépens. Il apparaît d'abord de petits corpuscules, dont plusieurs se groupent, s'entourent d'une membrane formée aux dépens de la fibrine du plasma, et donnent les noyaux des globules du pus, qui se groupent à leur tour et s'entourent de même d'une membrane pour constituer le globule purulent. Vogel regrette, et cela bien à tort, comme nous le verrons plus tard, d'avoir émis, à une certaine époque, l'opinion *que les globules du pus n'étaient que des cellules épithéliales altérées.*

Cette théorie, *dit-il*, reposait sur l'induction plutôt que sur le développement morphologique de ces productions, défaut qu'on peut aussi reprocher à celles de Valentin et de Gerber, *qui regardent les corpuscules du pus comme le dernier terme du développement, de ce qu'on nomme les corpuscules d'exsudation, ou comme résultant d'un travail dont le but est d'amener le destruction de ces derniers.*

De la vascularité et de l'inflammation, tel est le titre d'un remarquable mémoire, dont la lecture a occupé les séances du 2 avril et du 7 mai 1846, de la Société de Médecine de Strasbourg, et dans lequel M. Küss, alors agrégé et chef des travaux anatomiques, et maintenant professeur de physiologie à la Faculté de Médecine, fait procéder *le globule du pus du globule inflammatoire.*

Le savant professeur, qui représente si bien à Strasbourg la physiologie normale et pathologique, fondée sur les connaissances histologiques actuelles, devançant les idées de Virchow, puisque son mémoire est de 1846, et que les travaux de ce dernier sur l'histogénie des tissus ne datent que de 1851, admet que dans l'inflammation il se fait un épanchement, *un blastème*, et que dans ce blastème, apparaissent bientôt des cellules qu'il regarde comme les analogues des cellules fibro-plastiques du tissu cellulaire, (*cellules plasmatiques de Virchow*), et qu'il appelle *globules inflammatoires.*

Ce nouvel élément peut subir ultérieurement trois modifications principales.

Ou bien, il subit une espèce d'atrophie caractérisée par la dégénérescence graisseuse, comme cela se remarque aussi dans une foule de tissus normaux et pathologiques, et alors il y a résolution de l'inflammation et résorption de cet élément nouveau.

Ici le résultat de la dégénérescence, ce sont les corpuscules désignés par Glüge, sous le nom de globules inflammatoires composés, *véritables grappes de graisse.*

Une deuxième métamorphose du cytoblaste inflammatoire, c'est sa transformation en ruban ou cylindre, et la sous-division de ceux-ci en fibrilles qui ont la plupart des caractères de la fibrille cellulaire. Le globule inflammatoire se gonfle, s'allonge, les taches opaques y deviennent plus manifestes et plus nombreuses. Quand la forme cylindrique ou rubanée est parfaite, ces taches se sont disposées en séries longitudinales, marquant les limites et les intervalles des fibrilles futures. La résorption opère sur ces intervalles, et laisse comme résidus des écheveaux de fibrilles qui ne tardent pas à se dissocier, à s'entremêler et à se croiser en tous sens.

Le blastème inflammatoire est devenu tissu de cicatrice.

Ne reconnaissez-vous pas là, Messieurs, l'histogénie complète du tissu conjonctif?

Le tissu inflammatoire globulifère, soumis à une irritation excessive, à la compression, par exemple, (*dans un phlegmon*), au contact de l'air, (*à la surface des bourgeons charnus*), subit un troisième mode de transformation, c'est sa nécrose, sa fonte purulente. Sa teinte grisâtre devient jaunâtre; de compact qu'il était, il devient pulpeux : ses éléments se désagrégent, et l'on voit les globules se gonfler, pâlir, leurs contours devenir moins nets : *ce sont les globules de pus.*

Enfin, dans la cinquième conclusion de ce travail si remarquable à tous égards, M. Küss regarde la suppuration comme la *nécrose du tissu inflammatoire*, le globule de pus, comme le *cadavre du globule inflammatoire.*

Je dois à l'obligeance de M. Joüon, ancien interne de l'Hôtel-Dieu de Nantes, et maintenant interne distingué des hôpitaux de Paris, la traduction du chapitre de la pathologie cellulaire de Virchow, dans lequel le célèbre professeur de Berlin traite si magistralement de la pyogénie. (Virchow. *Path. cell.* XIXe leçon, 2e édition. 1859.)

Je ne saurais mieux faire que de copier textuellement les notes de M. Joüon. Je suis heureux de pouvoir le remercier de la complaisance qu'il a mise à me donner cette traduction et toutes les explications nécessaires, et de dire ici tout le plaisir que j'ai eu à le rencontrer.

D'après Virchow, il y a deux espèces de suppurations :

1° Celle qui se fait dans les tissus épithéliaux ;

2° Celle qui a lieu dans le tissu conjonctif.

Il est très douteux que le pus prenne naissance dans les tissus musculaire, vasculaire et nerveux, etc., du moins si l'on veut faire la part du tissu conjonctif qui entre dans la composition de ces tissus plus complexes.

1° Quand la formation du pus a pour siége l'épithélium,

il n'y a pas de perte de substance, d'ulcération. Celle-ci n'apparaît que dans les suppurations du tissu conjonctif.

Le pus ne possède aucune propriété fondante, ulcérante ; au contraire, il est le tissu ramolli et ulcéré.

Si l'on examine le développement du pus à la surface libre de la peau, on voit qu'il commence dans le réseau de Malpighi, dont les *jeunes cellules* s'hypertrophient et se multiplient. En même temps les parties dures de l'épiderme sont soulevées, et l'on a une vésicule ou une pustule. Dans les *jeunes cellules*, les noyaux se segmentent, leur nombre augmente et les cellules devenues plus nombreuses sont enfin pourvues de noyaux multiples.

On n'a jamais pu démontrer que dans un exsudat liquide se développent, de toutes pièces, des globules de pus, comme le veut la théorie ancienne.

Les muqueuses à épithélium stratifié, offrent bien plus facilement cette suppuration que celles à épithélium cylindrique, où l'on n'observe guère qu'une desquammation épithéliale exagérée.

Entre les globules de pus et les cellules épithéliales existent toutes sortes d'intermédiaires. On reconnaît les premiers à ce que de très bonne heure ils sont pourvus de noyaux multiples sans avoir un gros volume ; de plus, ils ont la forme sphérique.

Les globules muqueux ont un seul noyau et possèdent des dimensions plus grandes que le globule du pus. Ils sont aussi sphériques.

Les cellules épithéliales sont plus grandes, ont un seul noyau et la forme polygonale.

Ces trois éléments ne sont pas les degrés successifs de la transformation d'un même élément. *Une jeune cellule* du réseau de Malpighi peut donner un globule de pus, ou bien un globule muqueux, ou bien une cellule d'épithélium ; mais un globule de pus ne peut devenir un globule muqueux, ni une cellule épithéliale, et réciproquement.

2° Dans la suppuration profonde (tissu conjonctif), on observe une hypertrophie des cellules plasmatiques ; les noyaux se segmentent, et, pendant un temps, se multiplient presque à l'infini. Puis, les cellules elles-mêmes se segmentent.

Dans le voisinage des points enflammés, là où d'abord il n'y avait que des cellules isolées, on rencontre des amas de globules de pus réunis en foyer ou infiltrés. Entre ces cellules, la substance fondamentale (*stroma*), a plus ou moins disparu.

Quand ce travail pathologique se passe près d'une surface, quelquefois la couche épidermique demeure un certain temps intacte ; parfois même une lame de tissu fondamental (dermique, par exemple), sépare le foyer de suppuration de l'épiderme. Puis, ce revêtement disparaît par rupture mécanique ou par ramollissement. Alors, on a des *granulations*, constituées par des amas de globules de pus et d'une petite quantité de stroma qui se ramollit de plus en plus, en même temps que les globules, devenus libres, tombent et se désagrégent.

Plus ce ramollissement du stroma est actif, et plus l'ulcération devient profonde.

Voici, maintenant, ce que m'ont appris mes observations relativement à la genèse du pus. Je dois vous dire, peut-être avec *plus de franchise que de modestie*, que, lorsque j'ai fait ces recherches, j'ignorais, ou du moins je ne connaissais pas d'une manière précise les idées de Virchow sur la pyogénie : ce n'est que postérieurement à mes recherches, *et à leur occasion*, que je les ai connues par M. Joüon.

On ne pourra donc pas m'accuser d'avoir fait mes observations avec des idées préconçues.

Du reste, si j'ai pu confirmer de tous points l'opinion de l'illustre allemand sur la genèse du pus dans le tissu conjonctif, j'ai vu aussi, *et cela plusieurs fois*, quelque chose qui me semble infirmer ses déductions sur la formation du globule purulent dans les tissus épithéliaux.

Le samedi 5 mai 1860, je faisais l'autopsie d'un index phlegmoneux et en partie gangréné, enlevé à l'Hôtel-Dieu, par mon ami M. le docteur Citerne. En soumettant au microscope de minces tranches de ce tissu enflammé et suppuré, j'ai pu assister, pour ainsi dire, à la formation du globule purulent.

Le tissu conjonctif du derme avait disparu et était remplacé par de très nombreuses cellules plasmatiques, beaucoup plus volumineuses que les cellules plasmatiques normales et possédant toutes un noyau très apparent.

Je vous ferai remarquer en passant, Messieurs, que ce développement considérable de cellules plasmatiques, et la disparition complète du tissu normal (derme et muscles), confirme entièrement la doctrine de l'inflammation, si savamment développée par M. le professeur Küss.

Dans quelques-unes de ces cellules plasmatiques, le noyau était granulé et rappelait tout à fait les nombreux globules de pus répandus dans les préparations. Dans d'autres, le noyau était sain et je pouvais suivre toutes les transitions depuis le noyau normal jusqu'à sa transformation en globule purulent.

Je retrouvais aussi des noyaux libres sur lesquels il m'était également facile de suivre toutes les transitions.

Tout ceci n'est point nouveau et ne fait que confirmer les idées de MM. Küs et Virchow sur la genèse du globule purulent dans le tissu conjonctif. Mais, en continuant mes investigations et en rapprochant mes coupes de la superficie, c'est-à-dire de l'épiderme, je suis arrivé à un endroit où j'ai retrouvé de très nombreuses cellules épidermiques, des cellules de la couche muqueuse de Malpighi avec leurs noyaux ; et là aussi, il m'a semblé que le globule de pus procédait du noyau altéré de la cellule épidermique : non pas seulement de la jeune cellule sphérique, mais de *la cellule déjà épithéliale*, c'est-à-dire polygonale.

Vous venez de voir que, d'après la théorie de Virchow, la cellule embryonnaire du tissu épithélial, *la jeune cellule*, comme il l'appelle, peut donner ou une cellule épithéliale, ou globule muqueux, ou encore un globule de pus, mais que dans aucun cas ces trois éléments ne peuvent se substituer l'un à l'autre. Ainsi, par exemple, il ne croit pas que la cellule épidermique puisse donner un globule purulent ; et cependant, Messieurs, j'ai vu d'une manière très manifeste, le noyau épidermique se granuler, la cellule pâlie, le noyau libre devenu globule de pus..., en un mot, j'ai suivi, dans l'un et dans l'autre cas, toutes les transitions.

J'ai multiplié mes préparations, et toujours j'ai vu la même chose.

Du reste, ce que j'ai vu, d'autres l'avaient vu avant moi.

Ainsi, Messieurs, vous pouvez lire à la page 466 du t. XXVI du *Dictionnaire* en 30 vol. « Qu'Henle, dans un long travail lu à la Société médico-chirurgicale de Berlin, travail qui a pour titre : *sur la formation du mucus et du pus dans ses rapports avec le tissu épidermoïde*, établit que le tissu épidermoïde, quelles que soient ses variétés, est composé de cellules au centre desquelles existe un noyau orbiculaire ou ovoïde, ou aplati, et remarquable par un ou deux points qu'on y distingue. Entre ces noyaux et les globules du pus il y a, suivant lui, la plus grande ressemblance, et l'acide acétique agit de la même façon sur les uns et les autres. Il dit, ailleurs, que, d'après cette ressemblance, on ne peut se refuser à regarder les globules du pus comme des cellules épidermoïdes malades, et la suppuration comme une formation morbide de substance épidermoïde. »

Bérard ajoute qu'on pourrait se demander, d'après cela, si lorsqu'une muqueuse enflammée vient à sécréter du mucus puriforme, ou lorsque le derme dénudé produit du pus, les globules proviennent des noyaux des cellules épidermiques qui auraient été expulsés de leur enveloppe, ou si ce sont ces noyaux qui ne sont pas encore entourés de cette enveloppe. Henle ne s'explique pas à cet égard ; mais Vogel rejette la première explication, et ce faisant, je crois qu'il est tout à fait dans l'erreur.

En effet, il me semble beaucoup plus naturel d'admettre que c'est le noyau altéré de la cellule épidermique qui devient globule purulent, que de regarder le globule de pus comme un noyau arrêté dans son développement et non encore entouré de sa cellule.

Depuis, j'ai plusieurs fois cherché à m'assurer de la valeur de mes premières observations, et toujours je suis arrivé aux mêmes résultats.

Mon ami, M. le docteur Thoinnet, dont le savoir en histologie est connu d'un grand nombre d'entre vous, a bien voulu s'associer à mes recherches.

Le mardi, 29 mai, nous complétions en commun, par l'examen microscopique, l'autopsie d'un homme mort à la suite d'une méningite aiguë suppurée, dans le service de la clinique de M. le professeur Malherbe.

C'était pour moi une occasion précieuse de rechercher la genèse du pus.

L'infiltration purulente de la pie-mère existait surtout au niveau du vermis supérieur du cervelet.

En pratiquant des coupes en cet endroit et à la superficie, nous avons trouvé un grand nombre de cellules mesurant de $0,016^{mm}$ à $0,018^{mm}$ de diamètre, la plupart nettement sphériques, *quelques-unes légèrement polyédriques*, à contours accusés, et contenant dans leur intérieur un nombre variable de noyaux. Ces noyaux, qui mesurent $0,006^{mm}$, comme les globules de pus, répandus en grand nombre dans la préparation, *s'en rapprochent tout à fait encore par leurs caractères morphologiques.*

Dans quelques-unes de ces cellules, le noyau nous a semblé manifestement entouré d'une enveloppe distincte (1).

En présence de ces faits si probants, M. le docteur Thoinnet n'a pas hésité à regarder comme moi, le noyau de ces cellules comme un véritable globule purulent.

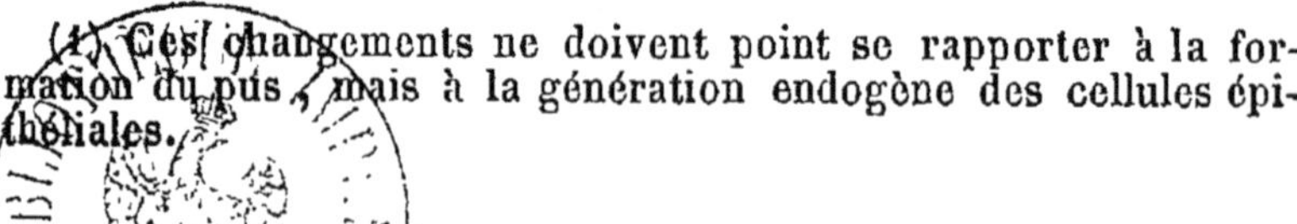

(1) Ces changements ne doivent point se rapporter à la formation du pus, mais à la génération endogène des cellules épithéliales.

Nous avons poursuivi nos investigations et nous avons pratiqué des coupes plus avant dans la profondeur ; là, nous avons retrouvé de nombreuses cellules plasmatiques très volumineuses, et leurs noyaux granulés nous ont encore paru devoir être regardés comme les globules caractéristiques du pus.

Ainsi, Messieurs, dans l'un et dans l'autre cas, j'ai pu suivre pas à pas, pour ainsi dire, la transformation des noyaux des cellules épithéliales et plasmatiques en globules purulents, et le second fait doit avoir pour vous beaucoup d'importance, puisqu'il a été contrôlé par un témoin autorisé.

Avant d'établir mes conclusions, permettez-moi, Messieurs, d'arrêter un instant votre attention sur un fait qu'il m'a été donné d'observer en même temps ; je veux parler de la multiplieation des cellules plasmatiques par scission.

Ce fait me semble intéressant, parce qu'il rend bien compte de la grande promptitude avec laquelle se developpent tous les néoplasmes qui procèdent de la cellule plasmatique.

Sur les préparations que j'ai faites sur l'index phlegmoneux, je trouvais un grand nombre de cellules plasmatiques à deux noyaux, et dont la partie moyenne avait subi un étranglement plus ou moins considérable. J'apercevais aussi des cellules dont la forme bizarre attira tout d'abord mon attention, et que je ne tardai pas à reconnaître comme des moitiés de cellules plasmatiques, *si j'ose m'exprimer ainsi.*

En rapprochant ces différents états transitoires de la même cellule, voilà ce que je crus être en droit de conclure : dans une cellule plasmatique apparaissent deux noyaux (il ne m'a pas été donné d'observer le mode de multiplication des noyaux), puis la cellule s'étrangle entre les deux noyaux ; l'étranglement continue et la cellule finit par se rompre en cet endroit. De sorte qu'après cette dernière métamorphose on aperçoit deux cellules de nouvelle formation.

Ce mode de multiplication *des cellules plasmatiques*, que j'appellerai *multiplication par scission*, n'a pas, que je sache, été décrit jusqu'ici.

Je ne m'arrêterai point, Messieurs, à réfuter les opinions si diverses, et j'ose dire si singulières, qui ont eu cours dans la science, relativement à la pyogénie : je ne vous les ai rappelées que pour mémoire. Le temps et une observation plus sévère ont fait justice de la plupart de ces théories plus ou moins ingénieuses.

Une d'elles (*celle qui consiste à regarder la suppuration comme une sécrétion morbide comparable aux sécrétions normales*), a longtemps réuni les suffrages, et se trouve encore enseignée dans presque tous nos ouvrages classiques.

Et cependant la suppuration ne ressemble à rien moins qu'à une sécrétion. Point n'est ici besoin d'invoquer, comme J. Hunter, la nécessité d'un appareil nouveau, et tout particulier de vaisseaux, ni un nouveau mode d'action dans ceux qui existent déjà.

Ces vaisseaux nouveaux, cet appareil formidable, n'ont jamais existé que dans l'esprit de ceux qui les ont imaginés.

L'épithelium peut suppurer, et cependant jamais il ne possède le moindre vaisseau sanguin.

On a singulièrement exagéré le rôle que jouent les courants sanguins, dans les phénomènes nutritifs en général, et dans celui de l'inflammation et de la suppuration en particulier. Depuis la belle découverte d'Harwey, on s'est plu à doter généreusement tous les tissus de capillaires sanguins, et à ne plus concevoir de vie, ni d'organisation sans leur intervention. C'est là une erreur, et de tout temps les bons observateurs ont dû reconnaître que les vaisseaux manquent dans un certain nombre de tissus, qui cependant n'en présentent pas moins tous les signes les plus probants de la vie active.

L'aliment immédiat de la nutrition et des sécrétions, c'est ce suc limpide et gluant dont sont imbibés, et pour ainsi dire saturés tous les organes ; et la circulation n'a d'autre but que le maintien de l'équilibre de composition et de distribution de ce suc nutritif. La diffusion suffit aux organes dont l'activité est peu considérable, mais seule, elle est impuissante pour maintenir pur le suc nutritif qui imbibe les organes actifs de la vie de relation, irritables, contractibles et autres, et ceux qui sont chargés des sécrétions et de la calorification : les glandes et le tissu adipeux. Ici des courants visibles et palpables, d'une rapidité prodigieuse, devaient venir en aide aux obscurs transports moléculaires, et ces courants, c'est l'action du cœur qui les produit.

D'après mon excellent maître, M. le professeur Küss, de Strasbourg (*aux savantes leçons duquel j'ai puisé les idées que je viens d'émettre sur la nutrition des organes*), fréquemment la vascularité du tissu cellulaire, de celui en particulier qui avoisine la surface du corps, s'explique par des besoins de calorification. Tel est l'usage qu'il croit devoir attribuer au grand nombre de vaisseaux qui pénètrent certaines parties des téguments, plus exposés que d'autres à des déperditions de calorique, le pavillon de l'oreille, le nez, les doigts par exemple. Telle est aussi, selon lui, la signification des riches vaisseaux qui enveloppent les articulations que la peau seule recouvre, et au niveau desquelles le pannicule graisseux, mauvais conducteur du calorique, n'aurait été que gênant. Dans tous ces cas, les vaisseaux et les énormes capillaires qui les terminent, remplissent l'office de calorifères.

Mais je reviens à mon sujet, *la pyogénie.*

Comment se fait-il que les micrographes ne soient pas d'accord sur le mode de genèse du globule purulent ? Malheureusement, Messieurs, il en est des fait sscientifiques comme des vérités historiques : chacun les traduit d'après ses impressions et ses convictions. Et cependant le fait brutal existe, il est toujours et partout le même : l'interprétation qu'on en tire fait seule la différence.

Il est de toute évidence que le globule du pus se forme, à Paris comme à Nantes, à Strasbourg comme à Berlin !

Pourquoi donc des hommes, *si sérieux du reste,* ne

professent-ils pas une même opinion sur un fait assez facile à observer ?

C'est qu'ils appartiennent à deux écoles tout-à-fait différentes dans leur manière de voir sur l'histogénie. D'après les uns, les cellules et les tissus qui en dérivent, se formeraient de toutes pièces dans des blastèmes liquides. D'après les autres, l'origine de toutes les cellules remonte à la segmentation de la cellule mère, de l'ovule : *c'est vers cette dernière opinion que je me sens de plus en plus attiré.*

La doctrine de la génération libre des cellules est la première qui ait prévalu dans la science : Schwann et Schleiden la développèrent avec infiniment de talent. Mais des voix, chaque jour plus nombreuses, viennent battre en brèche cette doctrine ; et maintenant il est à peu près démontré que, dans l'embryon, tous les tissus se construisent par la descendance des sphères de segmentation, que, chez les adultes, dans les tissus de cellules les plus répandus, jamais il n'apparaît de noyaux libres, et que dès lors on ne peut invoquer qu'une multiplication de cellules aux dépens d'autres cellules (Kolliker) ; aussi la théorie de la formation libre des cellules se trouve-t-elle restreinte de plus en plus.

Déjà, en 1852, Remack a même nié absolument la formation libre des cellules ; en même temps l'anatomie pathologique a élevé la voix par l'intermédiaire de ses interprètes les plus habiles (Virchow entre autres), pour limiter extrêmement ce mode de formation, et même elle incline à le nier tout-à-fait.

Pour ma part, je reste convaincu que la théorie des formations libres se restreindra d'autant plus que les connaissances en histologie deviendront plus précises. Et quand bien même je consentirais à admettre, *faute de mieux,* la formation libre de cellules dans un blastème *destiné à donner une organisation nouvelle,* et dont le mode de développement aurait *jusqu'ici* échappé à l'investigation des observateurs, jamais je ne pourrai l'adopter pour la genèse d'un produit que je regarde comme une nécrose, une fonte des éléments préexistants, *et non comme une organisation nouvelle.*

Je me sens tout-à-fait disposé, d'après mes observations, à considérer les changements que l'on remarque dans l'intérieur des cellules, comme liés tantôt à la génération endogène, tantôt aux transformations graisseuses, et j'oserai presque affirmer que les globulins des auteurs, (les noyaux multiples du globule purulent), et les granulations que l'on observe en nombre variable incluses dans les globules du pus, ou libres dans le blastème liquide, ne sont que des gouttelettes de graisse, plus ou moins volumineuses, *signes certains de la décadence des éléments histologiques.*

CONCLUSION.

Les opinions que je viens d'émettre sur la suppuration peuvent se résumer dans les propositions suivantes :

1° Il y a deux espèces de suppurations. (Virchow.)

2° Une qui se fait dans l'épithélium et sans perte de substance.

3° Dans ce cas les noyaux des cellules épithéliales profondes (de l'épiderme, de la trachée, des bronches, etc.), dépouillés de leur enveloppe cellulaire et *granulés*, ne sont autre chose que des globules de pus.

4° Dans les suppurations profondes, le pus est la nécrose du tissu inflammatoire. (Küss.)

5° Le tissu inflammatoire est un tissu conjonctif de nouvelle formation, développé aux dépens des cellules plasmatiques préexistantes, qui se multiplient sous l'influence de l'irritant, le blastème d'épanchement, agissant comme principe fécondant.

6° Le globule purulent est le cadavre du noyau de la cellule plasmatique.

7° Les noyaux multiples des globules de pus (globulins de quelques auteurs) ne sont que des gouttelettes de graisse ?

8° Les granulations et les globulins qui flottent librement dans le sérum du pus sont des gouttelettes de graisse, échappées des globules purulents.

Nantes, imp. v° C. Mellinet.

www.ingramcontent.com/pod-product-compliance
Ingram Content Group UK Ltd.
Pitfield, Milton Keynes, MK11 3LW, UK
UKHW022209190726
13855UKWH00004B/1682